Ratgeber Alkoholabhängigkeit

Ratgeber zur Reihe Fortschritte der Psychotherapie
Band 1

Ratgeber Alkoholabhängigkeit

Prof. Dr. Johannes Lindenmeyer

Johannes Lindenmeyer

Ratgeber Alkoholabhängigkeit

Informationen für Betroffene und Angehörige

2., überarbeitete Auflage

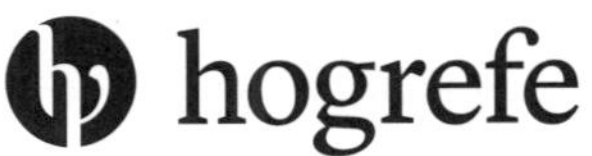

Prof. Dr. Johannes Lindenmeyer, geb. 1954. 1975–1981 Studium der Psychologie in Heidelberg. 1996 Promotion. 2012 Habilitation. Psychologischer Psychotherapeut. Seit 1981 in der stationären Behandlung von Suchtmittelabhängigkeit und psychosomatischen Störungen tätig. 1996–2019 Gründungsdirektor der salus klinik Lindow. Seit 2018 Professor für Klinische Psychologie an der Medizinischen Hochschule Brandenburg MHB.

Bibliografische Information der Deutschen Nationalbibliothek
Die Deutsche Nationalbibliothek verzeichnet diese Publikation in der Deutschen Nationalbibliografie; detaillierte bibliografische Daten sind im Internet über http://dnb.dnb.de abrufbar.

Hogrefe Verlag GmbH & Co. KG
Merkelstraße 3
37085 Göttingen
Deutschland
Tel. +49 551 999 50 0
Fax +49 551 999 50 111
info@hogrefe.de
www.hogrefe.de

Umschlagabbildung: © iStock.com by Getty Images / BrianAJackson
Satz: Sina-Franziska Mollenhauer, Hogrefe Verlag GmbH & Co. KG, Göttingen
Druck: mediaprint solutions GmbH, Paderborn
Printed in Germany
Auf säurefreiem Papier gedruckt

2., überarbeitete Auflage 2022

(E-Book-ISBN [PDF] 978-3-8409-3171-0; E-Book-ISBN [EPUB] 978-3-8444-3171-1)
ISBN 978-3-8017-3171-7
https://doi.org/10.1026/03171-000

Inhalt

Vorwort

Die meisten Betroffenen sind schockiert, wenn ihnen gegenüber der Verdacht geäußert wird, sie könnten ein Alkoholproblem haben. Zwar ist eine Alkoholabhängigkeit eine offiziell anerkannte und außerdem sehr häufige Krankheit, von einer „Alkoholikerin" bzw. einem „Alkoholiker" haben die meisten Menschen aber trotzdem eine eher negative Vorstellung. Entsprechend fühlen sich Betroffene in eine Ecke gedrängt und in ihrer Würde angegriffen. Vielleicht haben daher auch Sie, verehrte Leserin oder verehrter Leser, diesen Ratgeber nur eher unwillig zur Hand genommen. Die folgenden Informationen sollen Ihnen helfen:

- sich selbst ein qualifiziertes Urteil über Ihre eigene Situation zu bilden,
- die verschiedenen Formen und die Entstehung einer Alkoholabhängigkeit besser verstehen zu können,
- und schließlich einen für Sie gangbaren Ausweg aus Ihrer Situation zu finden.

Möglicherweise wird Ihnen nicht alles gefallen, was Sie lesen. Möglicherweise werden Sie immer wieder versucht sein, den Ratgeber wegzulegen und den Kopf trotzig in den Sand zu stecken. Vielleicht kann Ihnen in solchen Momenten folgender alter Spruch weiterhelfen: *„Es ist weiß Gott keine Schande alkoholabhängig zu werden, aber es wäre doch eine Schande, nichts dagegen zu tun!"*

Sie finden am Ende dieses Ratgebers mehrere Arbeitsblätter, die Ihnen die Gelegenheit bieten, das Gelesene in Bezug zu sich selbst zu setzen und zu entscheiden, was auf Sie zutrifft und was nicht. Die Bearbeitung dieser Arbeitsblätter kann außerdem die Grundlage für ein Gespräch mit Angehörigen oder Ihrer Behandlerin bzw. Ihrem Behandler bilden: Sehen diese die Dinge wie Sie oder sind sie vielleicht ganz anderer Meinung?

Falls Sie diesen Ratgeber als Angehörige oder Angehöriger lesen, so sollen die Informationen Sie einerseits in Ihrer Sicht bestärken, dass etwas unternommen werden muss. Gleichzeitig soll aber auch Ihr Verständnis dafür geweckt werden, wie schwer es für Betroffene ist, sich das wahre Ausmaß ihres Alkoholproblems einzugestehen. Denn beides – Verständnis und Festigkeit von Angehörigen – kann die Behandlung von Menschen mit einer Alkoholabhängigkeit entscheidend unterstützen.

Am Ende des Buchs finden Sie schließlich weitere Literaturempfehlungen, um sich vertiefend zu informieren. Zwar reicht das Lesen von Büchern in der Regel nicht aus, um ein Suchtproblem in den Griff zu bekommen. Eine solide Wissensgrundlage erleichtert aber die notwendigen Veränderungsschritte entscheidend und ermöglicht eine möglichst aktive und selbstbestimmte Gestaltung einer Behandlung.

Ich drücke Ihnen hierfür die Daumen!

Lindow, Oktober 2021 *J. Lindenmeyer*

1 Alkoholabhängigkeit – was ist das?

1.1 Eine Alkoholabhängigkeit hat viele Gesichter

Bei „Alkoholismus“ denken viele Menschen sofort an Obdachlose, die ohne festen Wohnsitz und ohne Arbeit äußerlich ungepflegt auf der Straße sitzen, oder an Personen, die wegen ständiger Trunkenheit öffentlich auffallen, herumschreien, sich prügeln oder zumindest täglich riesige Mengen Alkohol trinken. Gemeinsam ist all diesen Vorstellungen, dass es eine bestimmte, von der Normalbevölkerung schon äußerlich klar abgrenzbare, in sich einheitliche Extremgruppe von Abhängigen geben soll, mit der ein „normaler“ Mensch keine Gemeinsamkeiten hat.

Die meisten Menschen sind daher verwirrt, wenn sie erfahren, dass es eine derart klare und einfache Unterscheidung nicht gibt, sondern eine Vielzahl individuell ausgeprägter Abhängigkeitsprobleme bei Alkohol möglich ist. Diese lassen sich in folgende *vier Haupttypen* unterteilen (natürlich gibt es auch alle möglichen Mischformen zwischen diesen vier Abhängigkeitsformen): Spiegeltrinken, Rauschtrinken, Konflikttrinken und periodisches Trinken.

Spiegeltrinken

Die Abhängigkeit besteht darin, dass die Betroffenen über den Tag verteilt regelmäßig Alkohol trinken, um die Alkoholkonzentration im Blut nie unter einen bestimmten *Spiegel* sinken zu lassen, da sonst unangenehme *Entzugserscheinungen* auftreten. Entzugserscheinungen können sowohl körperlich (z. B. Schwitzen, Zittern oder Erbrechen) als auch psychisch sein (z. B. Unruhe, Nervosität, Angst). Besonders deutlich erleben die Betroffenen sie morgens, wenn ihr Alkoholspiegel während des nächtlichen Schlafs stark gesunken ist.

Menschen mit einer Alkoholabhängigkeit dieses Typs können lange Zeit vollkommen unauffällig bleiben. Bei entsprechend raffinierten Verheimlichungsstrategien merkt ihre Umwelt meist gar nicht, dass sie überhaupt „unter Stoff stehen“. Ihr Alkoholkonsum ist insofern kontrolliert, als sie auf einmal meist nur die Menge zu sich nehmen, die sie zur Aufrechterhaltung ihres Blutalkoholspiegels benötigen. Räusche oder andere Auffälligkeiten durch Alkohol sind bei ihnen eher selten.

Rauschtrinken

Hier besteht die Abhängigkeit darin, dass die Betroffenen es trotz bester Vorsätze nicht schaffen, lediglich kleine Mengen an Alkohol zu trinken. Vielmehr endet ihr Trinken meist in mehr oder weniger starkem Rausch. Insofern trifft hier das gängige Vorurteil über „Alkoholiker" oder „Alkoholikerinnen" noch am ehesten zu, weil die Betroffenen häufig durch gewalttätiges oder unkontrolliertes Verhalten im Vollrausch und durch ihren geschwächten Zustand tags darauf deutlich auffallen. Häufig beschreiben die Betroffenen ganz bestimmte Versuchungssituationen (z.B. Kneipen, Feste oder Fernsehen), in denen sie nach wenigen Schlucken Alkohol einen starken Drang verspüren, weiterzutrinken, dem sie nicht widerstehen können. Man spricht daher von einem sogenannten *Kontrollverlust.*

Konflikttrinken

Die Abhängigkeit besteht darin, dass die Betroffenen in ganz bestimmten Situationen zu Alkohol greifen, da sie über keine anderen *Bewältigungsmöglichkeiten* verfügen. Es kann sich hierbei sowohl um Probleme handeln, die sie mit sich selbst haben, als auch um Konflikte, die sie mit ihrer Umwelt haben. Ohne die Wirkung des Alkohols fühlen sich die Betroffenen hilflos und ohnmächtig. Sie beschreiben ihren Alkoholkonsum nach dem Motto: „Immer, wenn ...". Ihr Alkoholkonsum ist also nicht immer gleich, alles hängt vielmehr davon ab, wie es ihnen emotional geht. Von allen Menschen mit Alkoholabhängigkeit können diese Betroffenen am ehesten erklären, *warum* bzw. *wozu* sie trinken. Diese Form der Alkoholabhängigkeit ist bei *Frauen* häufiger als bei Männern.

Periodisches Trinken

In diesem Fall besteht die Abhängigkeit darin, dass die Betroffenen trotz zwischenzeitlicher Abstinenz immer wieder Phasen eines heftigen und unkontrollierten Alkoholkonsums haben. Den Betroffenen selbst oder ihrer Umwelt ist unter Umständen keinerlei Anlass oder Auslöser hierfür bewusst, weswegen sie „magisches“ oder abergläubisches Denken zur Erklärung der *Trinkphasen* entwickeln (z.B. Mondphasen). Da die Betroffenen oft große innere Kraft aufbringen und schwere Entzugserscheinungen durchstehen müssen, um eine Trinkphase zu beenden, ist es ihnen besonders unverständlich, warum sie nach einem gewissen Zeitraum „einfach wieder anfangen“. Durch die erfolgreichen Trinkpausen können sie außerdem lange Zeit nicht glauben, dass sie von Alkohol abhängig geworden sind.

Merke

Eine Alkoholabhängigkeit ist keine Frage der Menge, Häufigkeit, ja nicht einmal der Regelmäßigkeit des Alkoholkonsums und schon gar nicht seiner Auffälligkeit. Wie ernst ein Alkoholproblem ist, lässt sich vielmehr ausschließlich am Ausmaß der körperlichen, sozialen und psychischen Folgeschäden des Alkoholkonsums erkennen.

Typische negative Alkoholfolgen finden Sie auf dem Arbeitsblatt 1 (vgl. Anhang, S. 47–48). Kreuzen Sie bitte an, welche aus Ihrer Sicht bei Ihnen zutreffend sind.

1.2 Woran erkennt man eine Alkoholabhängigkeit?

Nachdem Sie sich mithilfe des Arbeitsblatts 1 einen Überblick über die für Sie zutreffenden Alkoholfolgen verschafft haben, dürften Sie nunmehr eine klarere Vorstellung davon haben, welche negativen Schäden Ihr Alkoholkonsum mit sich gebracht hat. Sich das wahre Ausmaß dieser negativen Alkoholfolgen einzugestehen, erfordert ein hohes Maß an innerer Stärke. Wenn Sie hierüber Einigkeit mit Ihren Bezugspersonen und Ihrer Behandlerin bzw. Ihrem Behandler erzielen konnten, dann verdient dies ausdrückliche Anerkennung. Sie haben einen entscheidenden Schritt in der Bewältigung Ihres Alkoholproblems hinter sich. Herzlichen Glückwunsch!

Aber sind Sie deshalb auch alkoholabhängig? Reicht es nicht, wenn Sie künftig einfach mit dem Trinken etwas kürzertreten? Tatsächlich gibt es Menschen mit unterschiedlich schweren Alkoholproblemen. Grob unterscheidet man hierbei drei Gruppen, wobei betont werden muss, dass der Übergang zwischen diesen drei Gruppen fließend ist (vgl. Abbildung 1).

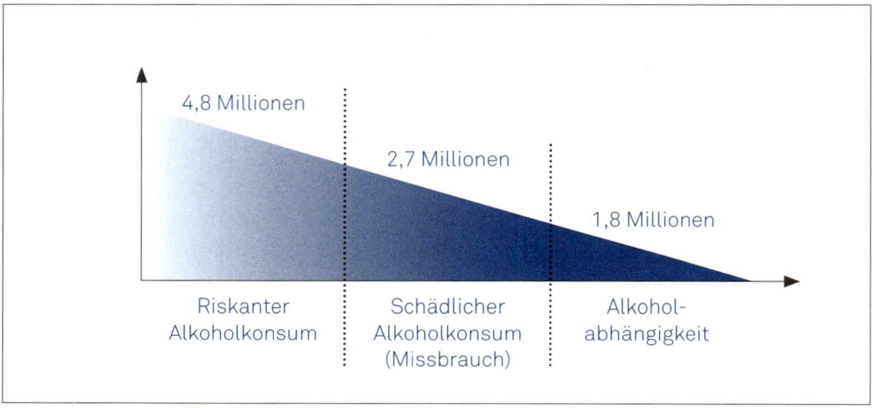

Abbildung 1: Drei Gruppen von Alkoholproblemen

Riskanter Alkoholkonsum

Von einem riskanten Alkoholkonsum spricht man, wenn Trinkmenge, Trinkhäufigkeit oder der Trinkkontext ein erhöhtes Risiko schädlicher körperlicher oder psychischer Folgen für sich selbst oder andere Personen enthält. Aus ärztlicher Sicht ist dies bereits gegeben, wenn eine Person öfter als fünfmal pro Woche Alkohol trinkt und hierbei mehr als 20 g (Männer) bzw. 12 g (Frauen) an reinem Alkohol pro Tag trinkt. Zur Groborientierung: 12 g reiner Alkohol entsprechen etwa einem kleinen Bier bzw. einem Glas Wein.

Schädlicher Alkoholkonsum (Alkoholmissbrauch)

Ein schädlicher Alkoholkonsum liegt vor, wenn es alkoholbedingt zu körperlichen oder psychischen Gesundheitsschäden bei den Betroffenen selbst gekommen ist oder der Alkoholkonsum bei ihnen zu Verhaltensweisen geführt hat, die die Gesundheit anderer Personen beeinträchtigt haben.

Alkoholabhängigkeit

Als grobe Faustregel gelten folgenden zwei Merkmale als Anzeichen für eine Alkoholabhängigkeit.

Merke

Alkoholabhängig ist eine Person,

- wenn sie auf Alkohol nicht verzichten kann, ohne dass unangenehme Zustände körperlicher oder seelischer Art auftreten (hiermit sind die sogenannten Entzugserscheinungen gemeint), oder
- wenn sie doch immer wieder so viel Alkohol trinkt, dass sie sich oder anderen schadet (hiermit ist gemeint, dass jemand aus Schaden nicht mehr klug wird).

Genauere Kriterien für eine Alkoholabhängigkeit finden Sie im Arbeitsblatt 2 (vgl. Anhang, S. 49–50). Kreuzen Sie dort bitte an, welche Kriterien aus Ihrer Sicht auf Sie zutreffen und bitten Sie zudem eine Bezugsperson um ihre Einschätzung.

1.3 Welche Menschen werden alkoholabhängig?

Eine Alkoholabhängigkeit stellt hierzulande bei Männern die häufigste psychische Erkrankung und bei Frauen nach Angststörungen und Depression die dritthäufigste psychische Erkrankung dar.

Merke

Nach aktuellen repräsentativen Studien sind in Deutschland etwa 3,1 Prozent der Bevölkerung über 18 Jahre als alkoholabhängig einzustufen. Das sind 1,8 Millionen Menschen.

Wegen der wahrscheinlich vorhandenen Verleugnungstendenz vieler Befragten dürfte die tatsächliche Zahl der Menschen mit Alkoholabhängigkeit in unserem Lande allerdings höher liegen.

Das Verhältnis zwischen Männern und Frauen beträgt bei einer Alkoholabhängigkeit in etwa 2:1, d.h. es gibt etwa doppelt so viele männliche wie weibliche Betroffene. Alkoholabhängigkeit gibt es relativ gleichmäßig verteilt in allen sozialen Schichten und auch in allen Altersgruppen. Entgegen dem weitverbreiteten Vorurteil konnte innerhalb der letzten Jahrzehnte kein Anstieg des Jugendalkoholismus festgestellt werden. Dagegen findet sich eine besondere Häufung von Alkoholabhängigen unter Menschen, die sich in stationärer Behandlung befinden: Überspitzt kann man sagen, dass jedes 5. Krankenhausbett in Deutschland insofern ein „Suchtbett" darstellt, als hier eine Person eigentlich wegen der Folgen ihrer Suchterkrankung behandelt wird.

Es hat in der Geschichte viele *prominente Persönlichkeiten* mit Alkoholabhängigkeit gegeben: Schriftsteller wie Ernest Hemingway, Jack London, Eugen Roth, Hans Fallada und William Faulkner, Musiker wie Robert Schuhmann, Eric Clapton, Jim Morrison und Gunter Gabriel, Filmstars wie Harald Juhnke, Ben Affleck, Mel Gibson, Bruno Ganz, Richard Burton und Liza Minelli, aber auch viele Berühmtheiten aus Wissenschaft, Wirtschaft und Politik.

1.4 Alkoholabhängigkeit – Ein Teufelskreis

Eine Alkoholabhängigkeit entwickelt sich schleichend. Oftmals können die Betroffenen den Beginn ihrer Sucht im Nachhinein gar nicht so ganz genau bestimmen. Entscheidend für eine Alkoholabhängigkeit ist, dass hierbei ganz unmerklich drei verschiedene Teufelskreise entstehen (vgl. Abbildung 2).

Die Betroffenen trinken hierbei immer häufiger, um unangenehme Zustände wenigstens kurzfristig zu betäuben oder zu vergessen, die in Wirklichkeit aber bereits die Folgen ihres Trinkens darstellen. Allerdings versuchen die meisten Betroffenen davor die Augen zu verschließen, indem sie immer bizarrere Ausreden für ihr Trinken suchen.

Zu welchen typischen Veränderungen des Trinkverhaltens es dadurch ganz allmählich im Verlauf einer Suchtentwicklung kommen kann, fin-

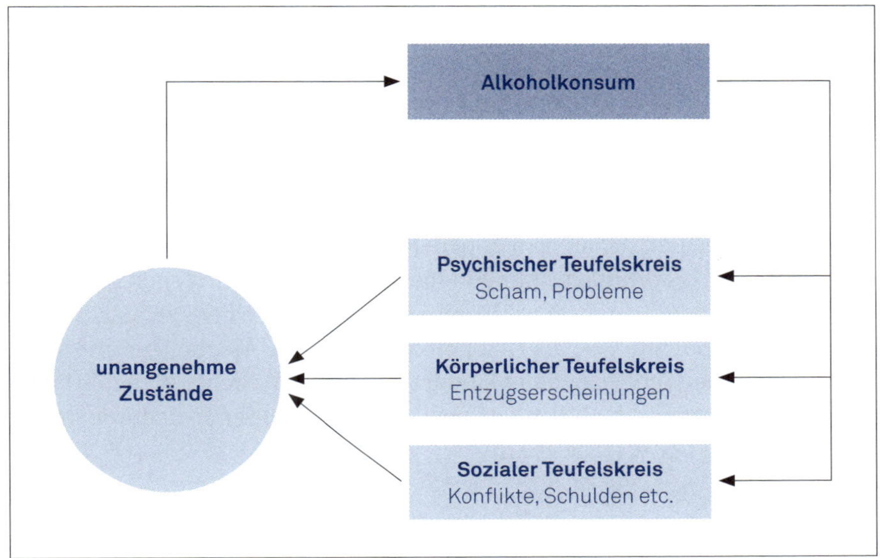

Abbildung 2: Alkoholabhängigkeit: ein Teufelskreis

den Sie in Arbeitsblatt 3 (vgl. Anhang, S. 51). Kreuzen Sie auf dem Arbeitsblatt zunächst an, welche dieser Veränderungen des Trinkverhaltens auf Sie zutreffen und notieren Sie, wann Sie diese Veränderungen erstmals bei sich wahrgenommen haben.

1.5 Die Entwicklung einer Alkoholabhängigkeit – ein Eisbergphänomen

Der weitere Verlauf einer Alkoholabhängigkeit ist vor allem durch eine ineffiziente Nutzung des Gesundheitswesens gekennzeichnet. Immer wieder haben die Betroffenen wegen den Folgen ihrer Alkoholabhängigkeit Kontakt zu niedergelassenen Ärztinnen und Ärzten oder sie haben sich gar einer stationären Krankenhausbehandlung unterziehen müssen (insbesondere bei Unfällen oder Stürzen). Dort wird aber das zugrunde liegende Alkoholproblem leider fast nie direkt angesprochen. Auch durch ihre Umwelt erfahren die Betroffenen trotz des hohen Alkoholkonsums in unserer Gesellschaft lange Zeit keine Korrektur. Ganz im Gegenteil: Meist leben sie in einem sozialen Umfeld, in dem auch andere mehr oder weniger viel trinken.

Wie bei einem Eisberg verläuft somit der größte Teil einer Abhängigkeitsentwicklung unterhalb der Wasseroberfläche des in unserem Lande üblichen Alkoholkonsums (vgl. Abbildung 3). Mit der Zeit nehmen die negativen Folgen der Sucht allerdings immer mehr zu, bis der Alkoholkonsum erstmals auffällt und es zu einem plötzlichen Umkippen der Umweltreaktion kommt: Die selben Menschen, die jahrelang zum Alkoholkonsum der Betroffenen geschwiegen oder sogar häufig mitgetrunken haben, zeigen jetzt plötzlich mit dem Finger auf sie, bezeichnen sie als Alkoholikerinnen bzw. Alkoholiker und üben starken Druck aus, auf jeglichen Alkohol zu verzichten. Nicht selten führt aber genau dies zu verstärktem Trinken, weil sich die Betroffenen dadurch trotzig ihre Freiheit zu beweisen suchen.

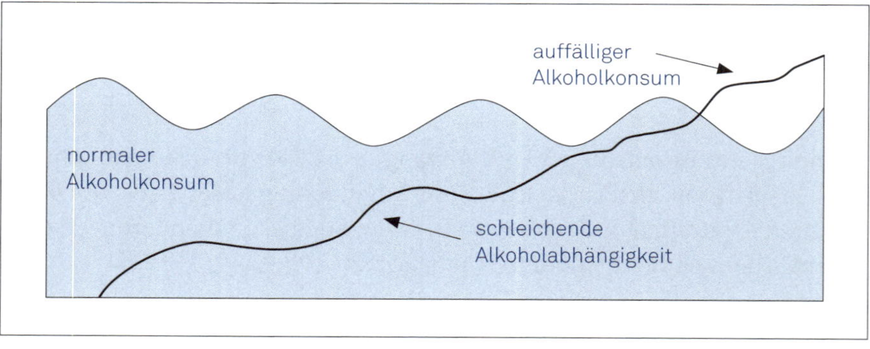

Abbildung 3: Der Suchteisberg

1.6 Eine Alkoholabhängigkeit kommt häufig nicht allein

Sehr häufig leiden Menschen mit Alkoholabhängigkeit unter weiteren psychischen Beschwerden. Außerdem haben sie oft mit einer Vielzahl von sozialen Problemen zu kämpfen. Entsprechend sind viele Betroffene davon überzeugt, dass ihr Trinken lediglich die Folge der anderen Probleme darstellt und, wenn überhaupt, eine Behandlung oder Hilfestellung eher dort anzusetzen haben, weil das Alkoholproblem sich dann von selbst erledigen werde.

Richtig ist, dass Menschen mit Alkoholabhängigkeit tatsächlich vermehrt auch unter Ängsten, Depression, Essstörungen, chronischen Schmerzen, pathologischem Glücksspiel oder einer Persönlichkeitsstörung leiden. Man spricht in diesem Fall von einer sogenannten *Komorbidität.* Ob diese aber die Ursache oder eher die Folge der Alkoholabhängigkeit darstellt oder ob tragischerweise einfach mehrere Störungen unabhängig voneinander zusammengekommen sind, muss im Einzelfall therapeutisch abgeklärt werden. Wenn eine weitere psychische Störung diagnostiziert wurde, sollte in der Behandlung allerdings mehrgleisig gefahren werden. In diesem Fall ist eine stationäre Behandlung in einer Spezialeinrichtung zu empfehlen, die auch tatsächlich über ausreichende Erfahrung und ein spezifisches Konzept zur integrierten Behandlung der jeweiligen Kombination mehrerer psychischer Störungen verfügt.

Die häufigste psychische Komorbidität ist übrigens die *Tabakabhängigkeit:* Etwa 80 Prozent aller Menschen mit Alkoholabhängigkeit rauchen regelmäßig. Dies ist deshalb besonders tragisch, weil diese Betroffenen eher an den Folgen des Rauchens sterben werden als an ihrer Alkoholabhängigkeit. Von daher ist in diesem Fall dringend zu empfehlen, gemeinsam mit dem Trinken auch das Rauchen aufzugeben. Suchteinrichtungen verfügen in der Regel auch über geeignete Angebote zur Raucherentwöhnung. Entgegen der Befürchtung vieler Betroffener, sich dadurch zu überfordern, werden durch den gleichzeitigen Rauchstopp die Chancen für eine erfolgreiche Alkoholabstinenz erhöht.

In ähnlicher Weise leiden viele Menschen mit Alkoholabhängigkeit auch unter sozialen Problemen wie zum Beispiel Konflikten am Arbeitsplatz, Arbeitslosigkeit, Überschuldung, Wohnungsnot, Einsamkeit oder Partnerschafts- bzw. Familienkonflikten. Je gravierender diese sogenannten *Teilhabestörungen* im Einzelfall sind, umso eher sind auch hier eine stationäre Behandlung mit spezifischen Angeboten zur beruflichen Wiedereingliederung sowie die Einbeziehung der Bezugspersonen in die Behandlung zu empfehlen.

Merke

Selbst wenn der Alkoholkonsum „nur“ den verzweifelten Bewältigungsversuch anderer psychischer oder sozialer Problemen darstellt, dann wird, wenn sich daraus erst einmal eine Alkoholabhängigkeit entwickelt hat, diese nicht mehr durch Lösung der anderen Probleme verschwinden, sondern bedarf jetzt einer spezifischen Suchtbehandlung.

1.7 Wie wirkt eine Alkoholabhängigkeit auf andere?

Durch die schleichende Entwicklung einer Alkoholabhängigkeit, aber auch durch die sehr hohen Trinknormen in unserer Gesellschaft, wird im Umfeld der Betroffenen oft lange Zeit nicht das wahre Ausmaß einer Alkoholabhängigkeit erkannt. Häufig fällt zunächst nur auf, dass die Betroffenen stark in ihrem Verhalten schwanken. Meist sind sie ruhig und gelassen, umsichtig und zuverlässig. Dann wieder sind sie plötzlich gereizt, unzuverlässig und vergesslich. Das irritiert und verunsichert das soziale Umfeld, aber es vergehen in der Regel viele Jahre, bis die Bezugspersonen begreifen, dass dieses Verhalten mit dem Alkoholkonsum zusammenhängt.

Tragischerweise unternehmen dann aber die wenigsten Angehörigen oder Bezugspersonen etwas Wirksames gegen das Trinken. Meist fühlen sie sich vielmehr mitverantwortlich für das Alkoholproblem. Sie versuchen daher, ihr eigenes Verhalten gegenüber den Betroffenen so zu verändern, dass diese „keinen Grund mehr" zum Trinken haben. Gleichzeitig versuchen sie, die Betroffenen gegen Kritik und Entlarvung von außen in Schutz zu nehmen. In bester Absicht versuchen sie auf diese Weise, weiteres Unheil zu verhindern. In Wirklichkeit stützt dies bei den Betroffenen aber die Illusion, dass ja alles noch nicht wirklich schlimm sei. Fachleute nennen eine solche Reaktion der Umwelt auf ein Alkoholproblem *„Enabling"* (das englische Wort für Ermöglichen).

Wenn Angehörige oder Bezugspersonen mit in die Behandlungsbemühungen einbezogen werden, erhöht sich entsprechend die Wahrscheinlichkeit, dass Betroffene sich in Behandlung begeben, ebenso wie die Erfolgschancen einer Behandlung.

> Arbeitsblatt 4 (vgl. Anhang, S. 52–53) soll Ihnen dabei helfen, sich einen Eindruck zu verschaffen, wie Ihr Alkoholproblem tatsächlich auf Ihr soziales Umfeld wirkt bzw. gewirkt hat. Bitten Sie eine Ihnen nahestehende Person, die Fragen auf dem Arbeitsblatt ehrlich zu beantworten.

2 Wie entsteht eine Alkoholabhängigkeit und warum geht sie nicht von allein weg?

2.1 Drei Vorurteile über die angeblichen Ursachen einer Sucht

Hier soll zunächst zu einer Reihe von häufig geäußerten Vorurteilen über die angebliche Ursache einer Alkoholabhängigkeit Stellung genommen werden.

Persönlichkeit

Es trifft nicht zu, dass Menschen mit Alkoholabhängigkeit besonders labile, willensschwache oder unbeherrschte Personen sind. Eine Alkoholabhängigkeit ist keine Charakterfrage. Unzählige wissenschaftliche Untersuchungen haben vielmehr immer wieder ergeben, dass es keine typische Persönlichkeit bei Menschen mit Alkoholabhängigkeit gibt, sondern dass es unter den Betroffenen ebenso viele unterschiedliche Menschen und Typen gibt, wie unter Nichtbetroffenen auch.

Vererbung

Damit die manchmal in den Medien sensationell behauptete Erblichkeit von Alkoholismus tatsächlich zum Tragen kommen könnte, müssten die Betroffenen zunächst über einen langen Zeitraum erhebliche Mengen an Alkohol trinken, und dieses Trinkverhalten ist eindeutig nicht erblich bestimmt. Insofern sind die Kinder von Eltern mit Alkoholabhängigkeit genetisch keinesfalls dazu verdammt, ebenfalls süchtig zu werden.

Schwere Kindheit bzw. Schicksalsschläge

Man kann nicht sagen, dass das Leben von Menschen mit Alkoholabhängigkeit zwangsläufig schwieriger oder unglücklicher verlaufen sein muss als bei anderen Menschen. Natürlich ist es möglich, dass jemand aufgrund persönlicher Probleme an den Alkohol geraten ist. Aber sehr oft sind die Probleme und Schicksalsschläge, die von Betroffenen und Angehörigen zur Erklärung der Abhängigkeit angeführt werden, bereits selbst Folgen der Abhängigkeitsentwicklung.

Das Problem all dieser Ursachenvermutungen besteht in der prinzipiell falschen Vorstellung von einem plötzlichen Eintreten einer Abhängigkeit nach dem Motto: „Alles lief normal, dann kam die Ursache X, und es entstand eine Alkoholabhängigkeit." In Wirklichkeit stellt aber die Entstehung einer Abhängigkeit eine schleichende, individuell verlaufende Entwicklung dar, die meist über folgende drei Schritte erfolgt: (1) das Experimentierstadium, (2) die Ausbildung riskanter Trinkgewohnheiten und (3) die schleichende Entwicklung einer Alkoholabhängigkeit (vgl. Kapitel 2.2 bis Kapitel 2.4).

2.2 Das Experimentierstadium

Im deutschsprachigen Raum ist Alkohol in der Regel das erste Suchtmittel, mit dem ein Mensch im Laufe des Lebens in Berührung kommt. Der erste Alkoholkonsum erfolgt im Alter zwischen 6 und 12 Jahren. Hierbei sind Personen, die als Modell dienen, entscheidend. Bereits ab etwa dem 3. Lebensjahr beginnt ein Kind erste Erfahrungen über die Wirkung und den situativen Kontext von Alkohol durch die Beobachtung von Erwachsenen zu machen. Es lernt insbesondere, welche angenehme Wirkung Alkohol bei Erwachsenen hat *(„Mit ein bisschen Alkohol fühlt man sich besser")* und bei welchen Gelegenheiten der Konsum von Alkohol offenbar angemessen ist *(„Alkohol gehört zum Erwachsensein")*. Als eher suchtförderlich hat sich daher erwiesen, wenn Jugendliche ihre ersten Erfahrungen mit Alkohol nicht unter Aufsicht von Erwachsenen machen, sondern im Kreis einer gleichaltrigen Clique mit häufig sehr riskantem und unvernünftigem Alkoholkonsum. Entsprechend kommt es auch in der Regel zu einem Anstieg des Alkoholkonsums, wenn Jugendliche bzw. junge Erwachsene erstmals das Elternhaus für längere Zeit verlassen (z. B. Bundeswehr, Lehre, Studium) und mit den verschiedensten Aspekten des Erwachsenseins (z. B. Sex, Rauchen und eben Alkohol) experimentieren.

2.3 Die Ausbildung riskanter Trinkgewohnheiten

Mit der Zeit gewöhnt sich ein junger Mensch immer mehr an, in bestimmten Situationen Alkohol zu trinken. Hierbei geschieht der Alkoholkonsum immer automatischer: Es wird „normal“, zu bestimmten Gelegenheiten Alkohol zu trinken und eher merkwürdig, in diesen Situationen auf Alkohol zu verzichten. Entsprechend erlebt auch jeder, der einmal für eine bestimmte Zeit, zum Beispiel aus gesundheitlichen Gründen, auf jeden Alkohol verzichten muss, wie ungewohnt und unbequem plötzlich viele Alltagssituationen werden können, in denen man normalerweise Alkohol trinkt. Das fängt schon mit den lästigen Fragen und Frotzeleien des Freundes- und Bekanntenkreises an. Da ist der Umstand, dass man häufig nicht weiß, was man eigentlich statt Alkohol trinken soll. Und schließlich spielt einem das Unbewusste immer wieder einen Streich nach dem Motto: *„Ich möchte ein Bier ... äh ... einen Apfelsaft.“* Nicht, dass man mit ein wenig Selbstbeherrschung und festem Willen nicht trotzdem abstinent leben könnte. Entscheidend ist aber, dass die Bildung jeder Gewohnheit automatisch dazu führt, dass alternative Verhaltensweisen seltener und damit immer ungewohnter und unangenehmer werden. Auf diese Weise entwickelt die Mehrheit der Bevölkerung hierzulande feste Trinkgewohnheiten: Etwa 85 bis 90 Prozent der Erwachsenen trinken regelmäßig Alkohol.

Die meisten Menschen reduzieren ihren Alkoholkonsum etwa ab dem 30. Lebensjahr deutlich. Falls ein Mensch dagegen über einen längeren Zeitraum größere Mengen Alkohol trinkt, gewöhnt sich auch sein Körper zunehmend an Alkohol (Toleranzsteigerung). Dadurch kann er immer größere Mengen Alkohol scheinbar ohne größere negative Auswirkungen vertragen. Das bedeutet aber auch, dass er jetzt mehr Alkohol benötigt, um eine angenehme Wirkung zu erleben. Gleichzeitig entwickeln die Betroffenen in ihren Trinksituationen keine Verhaltenskompetenz ohne Alkohol. Das heißt, sie sind immer stärker auf die angenehme Wirkung und Unterstützung von Alkohol angewiesen. All dies lässt ihren Alkoholkonsum weiter ansteigen. Ihnen selbst wird allerdings meist erst bewusst, dass sie auf diese Weise über viele Jahre einen schädlichen Alkoholkonsum betrieben haben, wenn es schließlich zu erheblichen körperlichen Langzeitschäden durch Alkohol gekommen ist (z. B. Leberschaden, Bluthochdruck, Nachlassen der Gedächtnis- und Konzentrationsleistung).

2.4 Die schleichende Entwicklung einer Alkoholabhängigkeit

Zwei Faktoren können nun aus derart riskanten Trinkgewohnheiten mit der Zeit eine Abhängigkeit von Alkohol werden lassen, ohne dass weitere Bedingungen hinzukommen müssen:

- *Entzugserscheinungen.* Zum einen können sich Entzugserscheinungen (Zittern, Schweißausbrüche, Unruhe) entwickeln, die immer dann auftreten, wenn der Alkoholspiegel der Betroffenen zu sinken beginnt und diese sich daher gezwungen sehen, erneut Alkohol zu trinken (körperliche Suchtentwicklung).
- *Suchtgedächtnis.* Zum anderen kann sich im Laufe der Zeit ein sogenanntes Suchtgedächtnis entwickeln, das die Betroffenen immer automatischer in bestimmten Situationen zum Alkohol greifen lässt, obwohl sie längst um die Nachteile hiervon wissen (psychische Suchtentwicklung).

Es ist hierbei nicht so wichtig, ob die Betroffenen einen Drang oder starkes Verlangen nach Alkohol verspüren oder ob sie angeben, „einfach so" bzw. „automatisch" zu trinken. Entscheidend für das Vorliegen einer Abhängigkeit ist vielmehr, dass die Betroffenen sich mit Alkohol im Kreis drehen, weil sie subjektiv über keine Alternative mehr verfügen.

Merke

Es braucht keine speziellen Gründe zur Entstehung einer Alkoholabhängigkeit. Jeder Mensch kann durch häufigen Konsum von Alkohol ganz allmählich süchtig werden.

Dagegen hängt es sehr wohl von den Betroffenen und ihrem Umfeld ab, wie schnell dieser Prozess abläuft. Beispielsweise können folgende Bedingungen die Entwicklung einer Abhängigkeit beschleunigen:

- *Geringe Frustrationstoleranz.* Diese haben Menschen, bei denen immer alles reibungslos klappen muss und die bei Störungen schnell ungeduldig, nervös oder aggressiv werden. Man sagt dann, die Betroffenen verfügen über wenig Selbstkontrolle oder Frustrationstoleranz, sie können unangenehme Zustände nur schlecht ertragen und Belohnungen nicht lange aufschieben.

- *Soziale Verführung.* Beispielsweise wird man im feuchtfröhlichen Kreis von Trinkkumpanen oder in einer Clique mit hohen Trinknormen ebenso in besonderer Weise im riskanten Umgang mit Alkohol bestärkt wie durch das schlechte „Vorbild" von Eltern, die selbst Probleme im Umgang mit Alkohol haben. Auch das gut gemeinte Decken, Verharmlosen oder Nicht-Wahrhaben-Wollen durch Familienmitglieder oder Bekannte kann bei Betroffenen den Blick für die eigene Situation trüben und damit eine Abhängigkeitsentwicklung begünstigen.
- *Geringe soziale Kompetenz.* Dies trifft besonders auf Menschen zu, die sich nüchtern in bestimmten Situationen unsicher oder hilflos fühlen, da sie über keine ausreichenden Bewältigungs- oder Konfliktlösemöglichkeiten verfügen. In ähnlicher Weise kann für Jugendliche, die lediglich über passives oder wenig abwechslungsreiches Freizeitverhalten verfügen, das Trinken von Alkohol schnell zur „Hauptbeschäftigung" werden. Und schließlich besteht für körperlich frühentwickelte Mädchen ein besonderes Suchtrisiko, wenn sie versuchen, ihre sozusagen nicht so schnell mitgewachsene Selbstsicherheit mit Alkohol zu kompensieren.

Um allerdings keine Missverständnisse aufkommen zu lassen, sei an dieser Stelle nochmals ausdrücklich betont, dass all diese Merkmale keine Gründe für die Entstehung einer Alkoholabhängigkeit darstellen, sondern lediglich begünstigende Bedingungen dafür sind, dass sich über riskante Trinkgewohnheiten schleichend eine Abhängigkeit entwickeln kann.

3 Was kann man gegen eine Alkoholabhängigkeit tun?

3.1 Kontrolliertes Trinken oder Abstinenz?

Die meisten Menschen mit einem Alkoholproblem nehmen sich vor, künftig mit dem Trinken etwas kürzer zu treten. Es erscheint ihnen übertrieben, gänzlich auf Alkohol zu verzichten. Immer wieder kommt es daher in der Suchtbehandlung zu lebhaften Debatten darüber, ob sogenanntes *kontrolliertes Trinken* bei Alkoholabhängigen möglich ist oder nicht.

Grundsätzlich gilt: Nicht alles, was prinzipiell möglich ist, ist auch gleichermaßen sinnvoll. Damit soll gesagt sein, dass kontrolliertes Trinken natürlich auch bei Alkoholabhängigkeit grundsätzlich möglich ist. Aber gerade neuere Erkenntnisse der Suchtforschung haben drei gewichtige Umstände zu Tage gefördert, die dieses Ziel erheblich erschweren und wenig wahrscheinlich machen:

- *Entzugserscheinungen.* Bei Menschen mit Alkoholabhängigkeit können bei erneutem Alkoholkonsum nach einer körperlichen Entzugsbehandlung sehr schnell wieder körperliche Entzugssymptome auftreten, die dann zu erneutem Spiegeltrinken führen.
- *Suchtgedächtnis.* Dauerhafte Veränderungen des Belohnungszentrums im Gehirn von Menschen mit Alkoholabhängigkeit können in bestimmten Situationen auch nach langer Abstinenz starkes Verlangen nach Alkohol auslösen, das beim Genuss kleiner Trinkmengen immer weiter ansteigt.
- *Toleranzsteigerung.* Die lebenslang bestehende Fähigkeit der Leber von Alkoholabhängigen, Alkohol durch zusätzliche Enzyme schneller zu verarbeiten, kann die Betroffenen auch bei kontrolliertem Trinken zu gefährlich hohen Trinkmengen verleiten. Unbedenkliche Trinkmengen zeigen keine angenehme Wirkung mehr.

Von daher stellt Abstinenz in den Behandlungsleitlinien der Fachgesellschaften das Therapieziel der ersten Wahl dar. Die allermeisten Suchtbehandlungsangebote arbeiten daher auch nach diesem Prinzip. Sollten Sie aber trotzdem Ihr Glück mit kontrolliertem Trinken versuchen wollen, so seien Sie an dieser Stelle zur weiteren Information auf die Internetseite www.kontrolliertes trinken.de verwiesen.

3.2 Was kann man selbst gegen sein Trinken tun?

Es gibt eine beträchtliche Zahl von Betroffenen, die es allein schaffen, mit dem Trinken aufzuhören. Manchen gelingt es wirklich ganz allein, manche erfahren hierbei Unterstützung durch eine Selbsthilfegruppe, bei anderen hat wiederum die ernste, ärztliche Warnung mitgeholfen. Insofern können Sie selbst als Betroffene bzw. Betroffener eine Menge tun, um vom Alkohol wegzukommen. Es kommt sogar ganz entscheidend auf Sie an!

Wie bereits mehrfach erwähnt, liegt es in der Natur der schleichenden Entwicklung einer Alkoholabhängigkeit, dass Betroffene lange Zeit das wahre Ausmaß nicht erkennen können und später aus Scham auch nicht erkennen wollen.

Merke

Der alles entscheidende Schritt aus einer Alkoholabhängigkeit heraus besteht darin, sich das volle Ausmaß der negativen Folgen des eigenen Trinkverhaltens einzugestehen. Offenheit und Ehrlichkeit ist somit der wichtigste Beitrag, den Betroffene zu ihrer Suchtbehandlung leisten können.

Es hilft dabei nichts, sich mit der Frage aufzuhalten *„Warum trinke ich?"*. Statt den Blick in die Vergangenheit zu richten, ist es erforderlich, nach vorn zu schauen und für sich die beiden viel wichtigeren Fragen zu klären: *„Warum will ich aufhören, zu trinken?"* und *„Wie will ich aufhören, zu trinken?"*.

> Arbeitsblatt 5 (vgl. Anhang, S. 54) soll Ihnen bei der Auseinandersetzung mit der ersten Frage helfen. Im Arbeitsblatt sollten Sie vermerken, was Ihre persönlichen Gründe sind, künftig auf Alkohol zu verzichten. Notieren Sie auch, welche (zumindest vorübergehende) Nachteile Sie dafür bereit wären, in Kauf zu nehmen.

Als nächstes ist es wichtig, eine Vorstellung davon zu bekommen, *wann* es schwer sein wird, künftig auf Alkohol zu verzichten. Das ist nicht immer ganz einfach, weil der Alkohol oftmals vollkommen automatisiert getrunken wurde. Glücklicherweise können hier die Ergebnisse der Rückfallforschung weiterhelfen (siehe Kasten).

In welchen Situationen kommt es häufig zu Rückfällen?

Man geht heute davon aus, dass etwa 60 Prozent aller Alkoholrückfälle in folgenden drei Situationen auftreten:

- Konflikte (z.B. im Anschluss an Situationen, in denen man sich mit anderen Menschen gestritten hat),
- unangenehme Gefühle, wenn man allein ist (z.B. Langeweile, Depression oder Wut),
- soziale Verführung (wenn andere einen auffordern, doch einen mitzutrinken).

Die restlichen 40 Prozent aller Alkoholrückfälle verteilen sich auf folgende fünf Situationen:

- Geselligkeit (wenn andere Personen Alkohol trinken, z.B. auf einer Party)
- angenehme Gefühle (z.B. wenn es einem gut geht oder man etwas zu feiern hat)
- körperliche Beschwerden (z.B. Kopfweh oder Entzugserscheinungen)
- Versuch, kontrolliert zu trinken (wenn man sich oder anderen beweisen will, dass man mit wenig Alkohol auskommen kann)
- plötzliches Verlangen (wenn man an bestimmten Örtlichkeiten plötzlich deutliches Verlangen nach Alkohol verspürt)

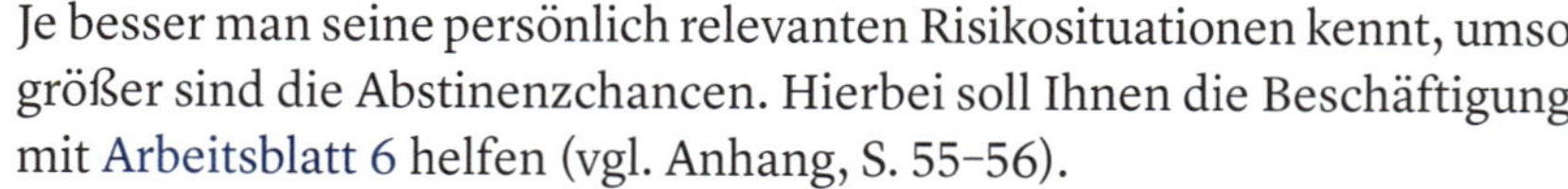

Je besser man seine persönlich relevanten Risikosituationen kennt, umso größer sind die Abstinenzchancen. Hierbei soll Ihnen die Beschäftigung mit Arbeitsblatt 6 helfen (vgl. Anhang, S. 55–56).

3.3 Wie sieht eine Suchtbehandlung aus?

Die Entscheidung, ob Sie es nun ganz allein versuchen wollen, vom Alkohol loszukommen, oder ob Sie besser professionelle Hilfe in Anspruch nehmen sollten, kann Ihnen niemand abnehmen. Bevor Sie sich diesbezüglich allerdings entscheiden, lesen Sie bitte die folgenden Informationen über die Behandlungsmöglichkeiten durch, damit Sie eine möglichst kenntnisreiche

Entscheidung treffen können. Denn in Deutschland gibt es ein besonders qualifiziertes Behandlungsangebot für Alkoholabhängigkeit. Hierbei werden Sie auch über die im Einzelfall bestehenden Risiken informiert, falls Sie auf eigene Faust mit dem Trinken aufhören wollen.

Merke

Falls Sie in der Vergangenheit schon einmal erfolglos versucht haben, auf eigene Faust vom Alkohol loszukommen, dann sollten Sie diesmal unbedingt professionelle Hilfe aufsuchen. Denn erfolglose Abstinenzversuche können Sie noch weiter in die Sucht treiben, indem sie Ihr eigenes Selbstvertrauen und das Vertrauen Ihrer Umwelt in Sie verringern.

Die Behandlung einer Alkoholabhängigkeit muss sich sowohl den körperlichen Suchtmechanismen widmen als auch die psychische Standhaftigkeit der Betroffenen gegenüber dem Alkohol systematisch erhöhen. Je nach Einzelfall können die inhaltlichen Schwerpunkte und der zeitliche Aufwand ganz unterschiedlich sein. Entsprechend sind die einzelnen Therapieangebote für Alkoholabhängige so vielfältig und unterschiedlich, dass sie hier nicht ausführlich dargestellt werden können. In jedem Fall sollte aber eine Suchtbehandlung die folgenden drei Komponenten umfassen: eine Entzugsbehandlung, eine Entwöhnungsbehandlung und eine Nachsorge (vgl. Kapitel 3.3.1 bis Kapitel 3.3.3).

3.3.1 Entzugsbehandlung

Wer beim Verzicht auf Alkohol immer unter körperlichen Entzugserscheinungen leidet, sollte niemals auf eigene Faust mit dem Trinken aufhören. Die Entzugserscheinungen können sich nämlich zu *Krampfanfällen* oder einem *Delirium tremens* auswachsen. Von daher sollte der körperliche Entzug immer unter ärztlicher Aufsicht geschehen. Ärztlicherseits wird anhand der Vorgeschichte und des aktuellen Gesundheitszustands entschieden, welche Form der Entzugsbehandlung erforderlich ist. Wegen der sichereren Handhabung wird eine Entzugsbehandlung meist stationär durchgeführt. Es dauert dann 3 bis 7 Tage, bis die körperlichen Entzugserscheinungen vollkommen abgeklungen sind. Zur Linderung können bestimmte *Medikamente* gegeben werden. Da diese aber selbst ein erhebliches Suchtpotenzial aufweisen, darf dies immer nur unter strenger ärztlicher Kontrolle erfolgen. Außerdem können bestimmte Medikamente zur Verhütung von Krampfanfällen erforderlich sein.

Eine körperliche Entzugsbehandlung stellt immer auch einen günstigen Zeitpunkt dar, sich kritisch mit der eigenen Situation und dem Ausmaß der Suchtproblematik auseinanderzusetzen. Von daher wird in vielen Entzugseinrichtungen über die reine körperliche Entgiftung hinaus ein psychosoziales Unterstützungsprogramm angeboten. Dieser sogenannte *qualifizierte Entzug* dauert ca. 14 Tage und enthält ein dichtes Angebot von Gruppentherapie, Informationsveranstaltungen und Maßnahmen zur Entspannung und Ablenkung. Auf diese Weise können wesentlich mehr Betroffene dazu bewegt werden, nach erfolgreicher Entzugsbehandlung die erforderlichen Hilfen in Anspruch zu nehmen, um dauerhaft abstinent zu bleiben.

3.3.2 Entwöhnungsbehandlung

So gut Betroffene sich nach abgeschlossener Entzugsbehandlung körperlich auch fühlen mögen, die Chancen ohne weitere Behandlung dauerhaft abstinent zu bleiben sind erfahrungsgemäß gering. Denn ohne Alkohol realisieren viele Betroffene erstmals, welchen Scherbenhaufen sie vor sich haben. Ihre soziale und berufliche Situation ist oftmals desolat, die Familienbeziehungen angespannt oder zerbrochen. Die Versuchung, hiervor durch erneuten Alkoholkonsum die Augen zu schließen, ist groß. Dazu kommt, dass die Betroffenen in persönlich relevanten Risikosituationen immer wieder durch ihr Suchtgedächtnis Verlangen nach Alkohol entwickeln, was sie häufig frustriert bzw. entmutigt.

Aus diesen Gründen empfiehlt es sich dringend, beim Aufbau stabiler Alkoholabstinenz therapeutische Unterstützung in Form einer Entwöhnungsbehandlung in Anspruch zu nehmen. Je nachdem kann eine Entwöhnungsbehandlung zwischen 8 Wochen und mehreren Monaten dauern. Schwerpunkte einer solchen Entwöhnungsbehandlung sind:

- *Umfangreiche Diagnostik.* Umfangreiche medizinische und psychologische Untersuchungen dienen der Klärung, ob weitere psychische Störungen bestehen, welche Lebensbereiche der Betroffenen einer therapeutischen Aufmerksamkeit bedürfen, was ihre persönlich relevanten Rückfallrisikosituationen und was die geeigneten Therapiemaßnahmen sind.

- *Selbstreflexion.* Wissensvermittlung und das offene Gespräch im Rahmen von Einzel- oder Gruppentherapie haben das Ziel, den Betroffenen eine möglichst selbstbestimmte und kenntnisreiche Entscheidung darüber zu ermöglichen, was sie an ihrer eigenen Person und ihrer von ihnen beeinflussbaren Lebensumwelt verändern möchten, um dauerhaft ohne Alkohol leben zu können. Manchmal lassen sich hierbei schwerwiegende psychische oder soziale Probleme finden, die die Betroffenen in der Vergangenheit immer wieder zu Alkohol greifen ließen und daher jetzt zum Gegenstand der Behandlung werden. Manchmal sind es dagegen eher ungünstige Lebensgewohnheiten oder Einstellungen, die bisher weder den Betroffenen selbst noch ihrer Umwelt aufgefallen sind, jetzt aber dringend einer Veränderung bedürfen, da sie ein hohes Rückfallrisiko darstellen.
- *Veränderungsphase.* Jetzt kommt es darauf an, die „guten Vorsätze" schrittweise in die Tat umzusetzen. Alle Therapiemaßnahmen sind jetzt darauf gerichtet, den Betroffenen bei der systematischen Veränderung ihrer Verhaltensweisen und Einstellungen zu helfen. Es hängt ganz vom konkreten Einzelfall ab, ob es hierbei eher um psychische Veränderungen (z. B. Abbau von Vermeidungsverhalten oder Aggression, Überwindung von dysfunktionalen Einstellungen oder Gedanken, Aufbau von Selbstsicherheit oder Kommunikationsfertigkeiten), Veränderung des Gesundheitsverhaltens (z. B. gesunde Ernährung, aktives Freizeitverhalten, Fitnesstraining) oder um beruflich-soziale Veränderungen (z. B. Arbeitsplatzsuche, Schuldenregulierung, Wohnungssuche) geht. All diese Veränderungen können wesentlich erleichtert werden, wenn es gelingt, Angehörige und Bezugspersonen in die Behandlung miteinzubeziehen.
- *Rückfallprävention.* Schwerpunkt dieser Behandlungsphase ist die systematische Erprobung der erarbeiteten Veränderungen in der Alltagsrealität. Insbesondere geht es darum, dass sich die Betroffenen gezielt auf innere und äußere Versuchungssituationen vorbereiten. Schließlich sollte am besten gemeinsam mit Angehörigen oder engen Bezugspersonen ein Notfallplan vereinbart werden, um auch einen Rückfall möglichst rasch und sicher wieder stoppen zu können.

3.3.3 Nachsorge

Erfahrungsgemäß dauert es etwa ein Jahr, bis Betroffene ihre Alkoholabstinenz ausreichend stabilisiert haben. Entsprechend ereignen sich in diesem kritischen Zeitfenster auch die meisten Rückfälle. Es empfiehlt sich daher dringend, nicht nur bis zum Ende der Entwöhnungsbehandlung zu planen, sondern einen gezielten *Ein-Jahresplan* aufzustellen und für diesen Zeitraum weitere Unterstützung in Anspruch zu nehmen. Es hängt vom Einzelfall ab, ob es sich hierbei um den Besuch einer Selbsthilfegruppe, eine ambulante Psychotherapie oder suchtspezifische Formen der Nachsorge handeln soll.

Merke

Bei der Planung Ihrer eigenen Behandlung sollten Sie sich in jedem Fall immer an eine Suchtspezialistin bzw. einen Suchtspezialisten wenden. Nicht alle niedergelassenen Psychotherapeutinnen bzw. Psychotherapeuten und nicht alle Ärztinnen bzw. Ärzte verfügen über ausreichend Erfahrung in der Behandlung der Alkoholabhängigkeit. Erstere überschätzen häufig die Bedeutung von psychischen Problemen bei einer Suchtentwicklung, letztere hingegen den Stellenwert von Medikamenten in der Suchtbehandlung.

Das Arbeitsblatt 7 (vgl. Anhang, S. 57) soll Ihnen helfen, gemeinsam mit Ihrer Behandlerin bzw. Ihrem Behandler einen gezielten Behandlungsplan aufzustellen.

3.4 Ambulante oder stationäre Behandlung?

Eine Entwöhnungsbehandlung kann entweder stationär oder ambulant erfolgen. Die besten Erfolgschancen bietet sicherlich eine zwei- bis viermonatige stationäre Entwöhnungsbehandlung in einer Spezialklinik für Alkoholabhängigkeit. Dies gilt umso mehr, wenn neben der Alkoholabhängigkeit weitere psychische Probleme oder längere Arbeitslosigkeit bestehen. Aber nicht immer ist eine stationäre Behandlung möglich: Manche Betroffene können sich keine Abwesenheit von zu Hause leisten. Wenn das soziale Umfeld intakt ist, bietet daher auch eine ambulante oder teilstationäre Entwöhnungsbehandlung gute Erfolgschancen. Außerdem besteht mitunter die Möglichkeit, die Vorteile einer ambulanten und stationären Entwöhnungsbehandlung durch eine sogenannte *Kombibehandlung* zu verbinden. In diesem Fall schließt sich eine ambulante Behandlung über mehrere Monate an eine stationäre Kurzphase von wenigen Wochen an.

Wenn eine Entwöhnungsbehandlung ambulant durchgeführt wird, dann kann der Einsatz einer sogenannten *Anti-Craving-Substanz* nützlich sein, um das Verlangen nach Alkohol zu verringern. In wissenschaftlichen Studien konnte ein gewisser Effekt dieser Medikamente in der ambulanten Behandlung von Alkoholabhängigen bestätigt werden. Es ist allerdings je nach Einzelfall sehr unterschiedlich, wie stark dieser Effekt ist.

Bei der Entscheidung darüber, ob einer stationären oder ambulanten Suchtbehandlung der Vorzug zu geben ist, sollten Sie fachlichen Rat in Anspruch nehmen.

> Zur Orientierung und Vorbereitung eines solchen Gesprächs kann die Bearbeitung des Arbeitsblattes 8 hilfreich sein (vgl. Anhang, S. 58–59).

3.5 Was kann ich zu meiner Behandlung beitragen?

Merke

So schwer es manchmal fallen mag, der wichtigste Beitrag zu einer Alkoholbehandlung besteht in der Ehrlichkeit gegenüber dem Ausmaß und den Folgen des eigenen Trinkens.

Das ist nicht immer einfach, denn:

- In unserer Gesellschaft gibt es eine Vielzahl von sozialen Situationen, in denen das Trinken von Alkohol derart verbreitet ist, dass wir uns unseres Alkoholkonsums und unserer Trinkmotive kaum noch bewusst sind. Man sagt dann, der persönliche Alkoholkonsum sei durch den sozialen Trinkanlass „maskiert".
- Bereits die Einnahme kleiner Mengen an Alkohol beeinträchtigt die Fähigkeit zur Selbstbeobachtung. Wir merken dadurch nicht mehr, dass sich das eigene Denken, Fühlen und Verhalten unter Alkohol erheblich verändert.

- Manche Betroffene, insbesondere Männer, haben eine sehr grobe Vorstellung über die Wirkung von Alkohol. Sie verstehen darunter lediglich einen Rausch oder völlige Betäubung. Die bereits bei geringeren Alkoholmengen einsetzende Wesensveränderung zählt für sie nicht.
- Und schließlich ist es vielen Betroffenen äußerst peinlich, sich das wahre Ausmaß ihres Alkoholproblems einzugestehen, weil sie es als ein Anzeichen von Schwäche oder Charakterlosigkeit erleben, das sie mit ihrem Selbstwertgefühl nicht vereinbaren können.

Ehrlichkeit in der Behandlung bedeutet aber auch, dass man möglicherweise auftretende Zweifel am Sinn der Behandlungsziele oder -methoden immer so bald wie möglich mitteilt, anstatt sie über einen längeren Zeitraum in sich hineinzufressen und dann unvermittelt die Behandlung abzubrechen. Konflikte und Diskussionen sind ein notwendiger Bestandteil jeder Behandlung. Je offener sie ausgetragen werden, umso größer sind die Erfolgschancen einer Behandlung.

Viele Betroffene erleben sich bei ihren Abstinenzversuchen wie in zwei Welten. Während sie nüchtern sind, sind sie vernünftig und rational und denken gar nicht an Alkohol. Dann kommt es wie aus heiterem Himmel zu einem Rückfall, den sie sich häufig selbst nicht erklären können. Ein wesentlicher Beitrag zur Behandlung besteht daher darin, sich gerade nüchtern sehr genau selbst zu beobachten in Bezug auf:

- frühere Trinksituationen,
- Verlangen nach Alkohol,
- Gedanken oder Erinnerungen an Alkohol.

Nur so kann in der Behandlung zielgerichtet daran gearbeitet werden, die Auslösemomente für einen Rückfall frühzeitig zu erkennen und erfolgreich zu überwinden.

Vielen Betroffenen ist die Tatsache, sich in eine Suchtbehandlung zu begeben, so peinlich, dass sie alles daransetzen, sie geheim zu halten. Ein wichtiger Schritt zur Wiedererlangung eines gesunden Selbstwertgefühls kann daher sein, aus dem ängstlichen Versteckspiel auszusteigen und gegenüber Bezugspersonen offen zur Behandlung zu stehen.

Merke

Dass viele therapeutische Vorschläge – auch die dieses Ratgebers – Menschen mit Alkoholabhängigkeit fremd vorkommen, liegt in der Natur der Sache. Sonst wären sie ja selbst darauf gekommen und bräuchten keine Behandlung. Eine Behandlung kann daher nur dann erfolgreich sein, wenn Betroffene bereit sind, therapeutische Sichtweisen und Ratschläge zumindest auszuprobieren. Gebraucht wird also eine „Experimentierhaltung".

3.6 Wie können Angehörige und Bezugspersonen helfen?

In den Teufelskreis der Abhängigkeit werden häufig auch die Angehörigen und Bezugspersonen der Betroffenen verstrickt: Sie glauben, dass sie mit Schuld an der Suchtentwicklung sind, und versuchen durch ihr Verhalten, die Betroffenen vom Trinken abzuhalten und sie vor negativen Konsequenzen ihrer Sucht zu bewahren. Das Erste ist aber prinzipiell nicht möglich und das Zweite verlängert sogar leider oftmals noch die Suchtentwicklung.

Merke

Der entscheidende Schritt zur Hilfe eines Menschen mit Alkoholabhängigkeit besteht darin, dass sich Angehörige und Bezugspersonen nicht auch noch um die Sucht kümmern, sondern wieder für sich selbst sorgen.

Das mag sehr hart klingen. Aber, sich aus einer Sucht zu befreien, braucht einen langen Atem, für den auch Angehörige und Bezugspersonen die Kraft haben müssen. Mangelnde Einsicht der Betroffenen über längere Zeit und Rückschläge sind leider normal. Zum Glück sagen sie beide nichts über die Erfolgsaussichten am Ende.

Angehörige sollten daher einerseits aufhören, den Betroffenen Vorwürfe und Vorhaltungen zu machen. Andererseits sollten sie aber auch aufhören, die Betroffenen zu schonen oder alles wieder „glattbügeln" zu wollen. Hilfreiche Strategien sind dagegen:

- Information über die Entstehung und Behandlung einer Alkoholabhängigkeit einzuholen,
- Unterstützung durch Fachkräfte, Familie oder Bekannte oder eine Selbsthilfegruppe zu suchen,
- Grenzen zu bestimmen, bis zu denen man bereit ist, die Betroffene bzw. den Betroffenen zu begleiten,
- Konsequenzen anzukündigen, falls diese Grenzen überschritten werden.

Sobald sich Betroffene in Behandlung begeben, können Angehörige diese durch ihre Teilnahme an gemeinsamen Therapieveranstaltungen in vielfältiger Weise unterstützen. Oftmals ist die Außeneinschätzung durch Angehörige erforderlich, da die behandelnden Fachkräfte die Betroffenen ja nie zu Trinkzeiten erlebt haben. Wichtige Themen können außerdem die Abstimmung des gemeinsamen Vorgehens in Risikosituationen, der konstruktive Umgang mit einem Rückfallverdacht, die Bewältigung von „offenen Wunden" der Vergangenheit oder die Entwicklung eines gemeinsamen Notfallplans für einen Rückfall (dazu gehört auch, Rückfälle während der Therapie nicht zu decken) sein.

Merke

Kontrollen durch Angehörige sind sinnlos und oft sogar kontraproduktiv, weil sie bei den Betroffenen nur Trotz oder Resignation bewirken. Falls es Angehörigen schwerfällt, darauf zu verzichten, sollten sie lieber Unterstützung bei einer Selbsthilfegruppe suchen.

3.7 Was kann ich von einer Suchtbehandlung erwarten?

Die Vorstellung, nach der es sich bei einer Suchtbehandlung um eine unangenehme und strenge Prozedur handelt, bei der man sich einer Vielzahl von Regeln zu unterwerfen hat, stimmt heutzutage zum Glück nicht mehr. Vielmehr werden alle Behandlungsmaßnahmen auf den Hintergrund einer umfangreichen Diagnostik der besonderen Situation im Einzelfall angepasst, mit den Betroffenen gemeinsam erarbeitet und auf Augenhöhe verhandelt. Von daher können je nach Person ganz unterschiedliche Veränderungsziele im

Vordergrund stehen. Für die meisten Menschen mit Alkoholabhängigkeit sind hierbei aber u.a. folgende Therapieziele von Bedeutung:

- Frieden damit zu schließen, süchtig zu sein,
- in der Lage zu sein, dauerhaft ohne Alkohol zu leben,
- in der Lage zu sein, Rückfälle kurzfristig aufzufangen.

Unrealistisch ist es dagegen, von einer Suchtbehandlung zu erwarten, dass sie einen glücklich macht oder alle Probleme löst, damit man keinen Alkohol mehr braucht. Auch im Leben erfolgreich abstinent lebender Menschen mit Alkoholabhängigkeit kann es viele Probleme geben: So bewirkt allein die Tatsache, dass man aufhört zu trinken, noch nicht automatisch eine harmonische Ehe oder ein friedliches Familienleben, sie garantiert auch keinen festen Freundeskreis, Arbeit oder Wohlstand. Falls es in diesen Bereichen Probleme gibt, bestehen sie wahrscheinlich auch ohne Alkohol fort. Alkoholabstinenz ist aber eine wesentlich bessere Basis, um diese Probleme zu lösen oder mit ihnen zu leben.

3.8 Muss ich mein Leben grundlegend verändern?

Da die Entwicklung einer Alkoholabhängigkeit meist in das soziale Umfeld und in den Lebensstil der Betroffenen eingebettet geschieht, kann es erforderlich sein, erhebliche Lebensveränderungen vorzunehmen, um zufrieden abstinent zu leben. Hierbei müssen sich Betroffene darüber klar sein, dass in einer Gesellschaft, in der ca. 85 bis 90 Prozent regelmäßig Alkohol trinken, eine abstinent lebende Person zu einer Minderheit gehört, die „gegen den Strom schwimmt". Allein diese Tatsache stellt eine wesentliche Veränderung der Lebenssituation dar und bedarf einer systematischen Vorbereitung. Selbst wer Grüppchenbildung oder Vereinsmeierei nicht mag, könnte sich aus diesem Grund veranlasst sehen, sich einer Selbsthilfegruppe anzuschließen.

Merke

Abstinent zu leben und zu bleiben bedeutet, „gegen den Strom zu schwimmen".

Ein wichtiger Punkt ist außerdem, zu entscheiden, wie man künftig mit persönlich relevanten Risikosituationen verfahren will: Welche will man künftig lieber strikt vermeiden, weil sie einfach nicht mehr zu einem abstinenten Lebensstil passen? Welchen will man sich dagegen bewusst auch abstinent stellen, um ein normales Leben zu führen? Im Einzelfall kann es darum gehen:

- sich von früheren Trinkkumpanen oder Trinkbekanntschaften zu trennen,
- sich von einer ebenfalls alkoholabhängigen Bezugsperson zu trennen,
- künftig bestimmte Rückfallrisikosituationen zu meiden,
- rückfallträchtige Hobbys aufzugeben und dafür neue Interessen zu entwickeln,
- einen rückfallträchtigen Arbeitsplatz oder gar Beruf zu wechseln,
- anstelle des Trinkens neue Inhalte und Schwerpunkte im Leben zu setzen.

Die Bearbeitung von Arbeitsblatt 9 (vgl. Anhang, S. 60) soll Ihnen hierbei als erste Entscheidungsgrundlage dienen. Hier können Sie die für Sie persönlich relevanten Risikosituationen eintragen und überlegen, ob Sie diese zukünftig vermeiden oder abstinent bewältigen wollen.

3.9 Eine gute Nachricht zum Schluss

Entgegen der Vermutung vieler Menschen sind die Erfolgschancen bei der Behandlung von Alkoholabhängigkeit viel besser als bei den meisten anderen chronischen Erkrankungen: Fast die Hälfte aller Betroffenen erreichen dauerhafte Abstinenz. Dies ist auch dann der Fall, wenn eine Person bereits eine erfolglose Behandlung hinter sich hat und nun einen erneuten Anlauf unternimmt. Dabei gilt: Je länger es einer Person gelingt, im Anschluss an eine Behandlung alkoholabstinent zu bleiben, umso größer ist die Chance, dass ihr das auch auf Dauer gelingt. Wer bereits ein Jahr keinen Alkohol mehr angerührt hat, der hat schon eine 90-prozentige Wahrscheinlichkeit, dies lebenslang zu schaffen.

4 Ein Fallbeispiel

Nach eigenen Angaben begann Herr M. im Alter von etwa 12 Jahren regelmäßig mit Freunden in der Kneipe Alkohol zu trinken. Er habe damals erhebliche Probleme mit seinen Eltern gehabt. Er bezeichnete seinen Vater, vor dem er immer Angst gehabt habe, als sehr streng. Wegen der beruflich bedingten Reisetätigkeit seiner Eltern verbrachte er 8 Jahre seiner Kindheit bei den Großeltern. Er fühlte sich von Gleichaltrigen oft gehänselt (wegen seines fremden Dialekts und seiner abstehenden Ohren). In der Grundschule musste er eine Klasse wiederholen.

Vor diesem Hintergrund wurde das Trinken von Alkohol für Herrn M. zu einem wichtigen Kontaktmittel: Nüchtern fühlte er sich im Kreis von Freunden oder Bekannten stark gehemmt und fürchtete deren Spott oder Abwertungen. Er saß meist schweigend und innerlich angespannt da, sodass man ihm äußerlich seine Unsicherheit kaum ansehen konnte. In Gedanken prüfte er die Reaktionen seiner Umwelt ständig auf Bestätigung der von ihm befürchteten Abwertung und steigerte sich auf diese Weise immer weiter in ein negatives Selbstwertgefühl hinein. Mithilfe von Alkohol konnte er sich dagegen entspannen, er wurde lustiger und risikofreudiger. Die Folge war ein aktiveres Kontaktverhalten, was wiederum dazu führte, dass sich Herr M. dann anerkannt fühlte. Nach wenigen Jahren betrug seine tägliche Trinkmenge bereits ca. 4 Bier.

Verschärft wurden die Auseinandersetzungen mit seinen Eltern als Herr M. mit 16 Jahren gegen seinen Willen – er wollte Automechaniker werden – aufgrund der Entscheidung seines Vaters eine Lehre als Kaufmann beginnen musste. Er brach die Lehre zweimal in einer Kurzschlussreaktion trotzig ab und riss auch wiederholt von zu Hause aus. Im Kreis seiner Trinkkumpanen ließ er sich unter Alkohol zu Straftaten hinreißen, um sich und den anderen zu beweisen, was für ein Kerl er sei. Zu einem vorübergehend deutlichen Anstieg des Alkoholkonsums kam es, als Herr M. mit 21 Jahren zur Bundeswehr eingezogen wurde. Herr M. wurde wiederholt wegen Trunkenheit im Dienst auffällig.

Im Anschluss – vor allem im Zusammenhang mit seiner Heirat – konnte er seinen Alkoholkonsum dagegen wieder reduzieren. Er zog mit seiner Frau zusammen. In den nächsten vier Jahren wurden insgesamt drei Kinder geboren. Außerdem schloss Herr M. mit 28 Jahren erfolgreich eine Ausbildung zum Krankenpfleger ab und arbeitete seither als OP-Pfleger in einem großen Krankenhaus.

Dies veränderte seinen Alkoholkonsum grundlegend. Aus Angst, wegen seines Alkoholkonsums aufzufallen, entwickelte er sich zunehmend zum Einzelgänger *(„Ich habe eigentlich keine richtigen Freunde“)*. Er trank nunmehr 4 bis 5 Bier am Tag. Auslöser für verstärkten Alkoholkonsum waren meist Konfliktsituationen mit seiner Umwelt. Anlass waren Forderungen (vor allem von seiner Frau) oder die Zurückweisung seiner Anliegen (vor allem am Arbeitsplatz), was Herr M. sofort als Ablehnung seiner Person und Aussichtslosigkeit seines Handelns interpretierte. Offen wagte er nicht zu sagen, was er innerlich dachte und empfand, sondern verhielt sich angepasst und kooperativ. Oft floh er völlig überstürzt aus der Situation, um Alkohol zu trinken. Die Einnahme von Alkohol diente hierbei als einzig verfügbarer Beweis der eigenen Handlungsfähigkeit und zur Distanzierung von den Bewertungen durch seine Umwelt *(„Denen werde ich es zeigen“, „Es wird sie noch reuen, wenn ich jetzt trinke“)*. Seine Hilflosigkeit verwandelte sich in Wut und Trotz, um dann mit zunehmendem Alkohol in Ruhe und Gelassenheit überzugehen. Herr M. fühlte sich nun selbstsicher und ausgeglichen genug, um weiteren Konfliktsituationen mit seiner Umwelt zu begegnen. Insbesondere bei seiner Frau wusste er, wie sehr sie sich dann ängstigte.

Ab etwa seinem 31. Lebensjahr verspürte Herr M. erstmals körperliche Entzugserscheinungen (vor allem Zittern und Schweißausbrüche). Um bei der Arbeit nicht aufzufallen, nahm er regelmäßig Beruhigungsmittel (Valium), die er an seiner Arbeitsstelle entwendete. Er war nunmehr mehrmals wöchentlich stark angetrunken. Es kam dadurch zu heftigen Konflikten mit der Ehefrau. Auf ihren Druck hin schloss sich Herr M. schließlich mit 33 Jahren den Anonymen Alkoholikern an und lebte mit deren Hilfe etwa 9 Monate vollkommen alkoholabstinent.

Anlässlich eines Streits mit seiner Frau wurde er allerdings rückfällig. Die Trinkmenge steigerte sich von nun an relativ rasch auf bis zu 13 Bier und 2 Liter Wein (seltener auch Jägermeister oder Weinbrand) täglich. Wegen der sehr starken Entzugserscheinungen kam es vermehrt zu heimlichem Trinken. Herr M. versuchte stets außerhalb der Arbeit als OP-Pfleger *(„war zu gefähr-*

lich"), d. h. früh morgens und gleich nach Feierabend zu trinken. Häufig hatte er erhebliche Schwierigkeiten, seinen benötigten Alkoholspiegel über die Arbeitszeit zu halten (*„Notfalls habe ich ein bis zwei Stunden früher frei gemacht als Ausgleich für Überstunden."*). Gleich nach der Arbeit trank er zunächst für sich allein in einer Kneipe beim Zeitunglesen. Auch zu Hause trank er meistens allein, vor allem abends beim Fernsehen. In Gegenwart der Ehefrau oder von Bekannten trank er dagegen äußerst ungern, da er sich von ihnen kontrolliert fühlte und sich schämte. Trotzdem wurde Herr M. schließlich zweimal wegen Alkohol am Arbeitsplatz verwarnt, seine Frau drohte immer ernsthafter mit der Scheidung.

Als es im 36. Lebensjahr zu einem schweren Autounfall unter Alkohol (2,8 Promille) mit anschließend dreimonatigem Krankenhausaufenthalt und Führerscheinentzug kam, entschloss sich Herr M. schließlich, Kontakt zu einer ambulanten Suchtberatungsstelle aufzunehmen. Dort wurde er durch mehrere Gespräche (teilweise im Beisein der Ehefrau) und die Teilnahme an einer Motivationsgruppe auf eine stationäre Entwöhnungsbehandlung vorbereitet, die er im Anschluss an einen körperlichen Entzug auf einer Entgiftungsstation voller guter Vorsätze antrat.

Er beteiligte sich von Anfang an sehr aktiv und konstruktiv am gesamten Behandlungsprogramm. Zu ersten Schwierigkeiten kam es in der Gruppentherapie, als Herr M. bestimmte Aufgaben (z. B. Vorstellen seiner Lebensgeschichte) immer weiter herausschob. Er wurde innerlich immer angespannter und aggressiver. Er empfand viele Regelungen der Therapie als Demütigung und wollte die Behandlung abbrechen. Im Verlauf mehrerer Einzeltherapiesitzungen konnte er sich von seiner Interpretation (*„Sie wollen mich klein machen"*) distanzieren. Eine Gruppentherapiesitzung, in der er die Solidarität seiner Mitpatientinnen und -patienten erlebte (*„wir wollen dich hierbehalten"*), trug entscheidend dazu bei, dass Herr M. die Therapie fortsetzte.

Für Herrn M. wurde dies zu einer Art Wendepunkt in seinem Verhalten. Er nahm im Folgenden eine Reihe von Rückschlägen und Konfliktsituationen als bewusste Übungssituation, um seine Ausdauer zu trainieren und sich Auseinandersetzungen zu stellen (*„früher wäre ich ..., aber heute werde ich ..."*). Gleichzeitig begann er, auf der Suche nach interessanten Fotomotiven, die Gegend auf ausgedehnten Wanderungen zu erkunden. Seine Wahrnehmung wurde dabei unwillkürlich auf positive und genussvolle Dinge gelenkt (*„hätte* *ich früher nie beachtet“).* Entsprechende Erfahrungen machte Herr M. beim Sport und beim Entspannungstraining. Die hierdurch erreichten Veränderungen seiner alten Denkmuster hielt er gewissenhaft in einem ausführlichen Tagebuch fest.

Zu einer erneuten Krise kam es durch einen Konflikt mit der Ehefrau. Bei Heimfahrten fühlte sich Herr M. von seiner Frau nicht genügend in seinen Therapieerfolgen anerkannt. Sie habe immer noch Angst vor einem Rückfall. Längere Zeit sprach er allerdings mit niemanden darüber, sondern kämpfte innerlich sehr hart mit dem Verlangen nach Alkohol *(„Ich weiß, dass Alkohol jetzt nichts nützt, aber ich weiß auch keine bessere Alternative“).* Zunehmend steigerte er sich hierbei in immer abstrusere Eifersuchtsgedanken hinein. Erst durch mehrere therapeutische Paargespräche und die gemeinsame Teilnahme am Partnerseminar gelang es beiden Partnern, mehr Verständnis für ihre jeweilige Situation zu entwickeln. Sie wollten künftig insbesondere darauf achten, bei Konfliktgesprächen auf günstige Rahmenbedingungen (z. B. Kinder im Bett, Hausarbeit erledigt) zu achten.

Bei Heimfahrten besuchte Herr M. mehrere Selbsthilfegruppen und entschied sich schließlich gemeinsam mit seiner Frau einer Selbsthilfegruppe anzuschließen. Außerdem überwand er sich und suchte seinen Arbeitsplatz auf, wo er vor allen Kolleginnen und Kollegen über seine Behandlung sprach.

Ein Jahr nach Beendigung der Entwöhnungsbehandlung war Herr M. immer noch abstinent. Er berichtete von vielen Auseinandersetzungen mit seiner Ehefrau, die ihn aber nicht mehr an den Rand seiner Kräfte bringen würden. Er und seine Frau besuchten weiterhin gemeinsam die Selbsthilfegruppe. Dort habe er auch zwei Freunde gefunden, mit denen er sich öfters treffe. Andererseits habe er weiterhin ein starkes Bedürfnis nach dem Alleinsein: Fotografieren sei seine Leidenschaft geworden. An seiner Arbeitsstelle sei er sehr anerkannt. Er habe das Gefühl, dass er sich insgesamt gefestigt habe.

Anhang

Literaturempfehlungen

Hier finden Sie weitere Informationen zur Entstehung und Behandlung einer Alkoholabhängigkeit.

Selbsthilfebücher

Borowiak, S. (2019). *ALK – Fast ein medizinisches Lehrbuch.* München: Penguin Verlag.

Lindenmeyer, J. (2016). *Lieber schlau als blau.* Entstehung und Behandlung einer Alkoholabhängigkeit. Weinheim: Beltz.

Schneider, R. (2019). *Die Suchtfibel. Informationen zur Entstehung und Behandlung einer Alkoholabhängigkeit.* Baltmannsweiler: Schneider.

Offizielle Behandlungsleitlinie

Arbeitsgemeinschaft der wissenschaftlichen medizinischen Fachgesellschaften (AWMF) (2020). *Kurzfassung der Leitlinie „Screening, Diagnostik und Behandlung alkoholbezogener Störungen“.* Verfügbar unter: https://www.awmf.org/uploads/tx_szleitlinien/076-001k_S3-Screening-Diagnose-Behandlung-alkoholbezogene-Stoerungen_2021-02.pdf

Romane

Fallada, H. (2011). *Der Trinker.* Berlin: Aufbau Verlag.

London, J. (2014). *König Alkohol.* München: Deutscher Taschenbuch Verlag.

Roth, J. (2004). *Die Legende vom heiligen Trinker.* München: Deutscher Taschenbuch Verlag.

Sinclair, U. (1998). *Alkohol.* München: Piper.

Adressen

Hier finden Sie Kontaktadressen von Selbsthilfegruppen und geeigneten Behandlungseinrichtungen.

Selbsthilfegruppen

Anonyme Alkoholiker (AA)
Postfach 1151
84122 Dingolfing
www.anonyme-alkoholiker.de
Tel: 08731/32573-0
E-Mail: erste-hilfekontakt@anonyme-alkoholiker.de

Blaues Kreuz in Deutschland e.V.
Schubertstraße 41
42289 Wuppertal
www.blaues-kreuz.de
Tel: 0202/62003-0
E-Mail: bkd@blaues-kreuz.de

Freundeskreise für Suchtkrankenhilfe
Untere Königsstraße 86
34117 Kassel
www.freundeskreise-sucht.de
Tel: 0561/780413
E-Mail: mail@freundeskreise-sucht.de

Guttempler in Deutschland
Adenauerallee 45
20097 Hamburg
www.guttempler.de
Tel: 040/28407699-0
E-Mail: info@guttempler.de

Kreuzbund e.V.
Münsterstraße 25
59065 Hamm
www.kreuzbund.de
Tel: 02381/67272-0
E-Mail: info@kreuzbund.de

Fachverbände

Deutsche Hauptstelle für Suchtfragen e.V. (DHS)
Westenwall 4
59065 Hamm
www.dhs.de
Tel: 02381/9015-0
E-Mail: info@dhs.de

Fachverband Sucht e.V.
Walramstraße 3
53175 Bonn
www.sucht.de
Tel: 0228/261555
E-Mail: sucht@sucht.de

Fachverband für stationäre Suchtkrankenhilfe e.V. (buss)
Wilhelmshöher Allee 273
34131 Kassel
www.suchthilfe.de
Tel: 0561/779351
E-Mail: buss@suchthilfe.de

Fachverband Drogen und Suchthilfe e.V. (FDR)
Gierkezeile 39
10585 Berlin
www.fdr-online.info
Tel: 030/85400490
E-Mail: mail@fdr-online.info

Arbeitsblätter

Arbeitsblatt: Mögliche Alkoholfolgen 1

Im Folgenden finden Sie eine Liste der häufigsten körperlichen, sozialen und psychischen Folgeschäden bei einem Alkoholproblem. Kreuzen Sie bitte an, welche dieser Alkoholfolgen auf Sie selbst zutreffen.

Körperliche Folgeschäden

- ☐ Entzugserscheinungen
- ☐ Krampfanfälle
- ☐ Verstärkte Infektanfälligkeit
- ☐ Sexuelle Funktionsstörungen
- ☐ Gelenkschmerzen
- ☐ Leberschaden
- ☐ Bauchspeicheldrüsenentzündung (Pankreatitis)
- ☐ Herzmuskelerkrankung (Kardiomyopathie)
- ☐ Bluthochdruck
- ☐ Schmerzhafte Nervenschädigung (Polyneuropathie)
- ☐ Stürze und Verletzungen unter Alkohol
- ☐ Mangelernährung
- ☐ Blutarmut (Anämie)
- ☐ Magenschleimhautentzündung (Gastritis)

Soziale Folgeschäden

- ☐ Partnerschaftskonflikte
- ☐ Trennung bzw. Scheidung
- ☐ Schulden
- ☐ Konflikte am Arbeitsplatz
- ☐ Arbeitsplatzverlust
- ☐ Verlust der Fahrerlaubnis
- ☐ Straftaten
- ☐ Wohnungsverlust
- ☐ Verwahrlosung
- ☐ Rückzug von Freunden
- ☐ Haftstrafen
- ☐ Sozialer Abstieg

Arbeitsblatt: Mögliche Alkoholfolgen (Forts.) 1

Psychische Folgeschäden

- ☐ Aggressive Entgleisungen
- ☐ Verringertes Selbstwertgefühl
- ☐ Scham und Schuldgefühle
- ☐ Unrealistische Selbstwahrnehmung
- ☐ Distanzlosigkeit
- ☐ Gefühlsschwankungen
- ☐ Konzentrationsschwierigkeiten
- ☐ Gedächtnisstörungen
- ☐ Depression
- ☐ Ängste
- ☐ Delirium tremens
- ☐ Alkoholhalluzinose
- ☐ Suizidalität
- ☐ Übermäßige Eifersucht
- ☐ Schlafstörungen
- ☐ Filmriss (Blackout)

Auswertung: Je mehr Alkoholfolgen auf Sie zutreffen, umso gravierender ist Ihr Alkoholproblem. Am besten besprechen Sie sich nunmehr mit Ihren Angehörigen oder Ihrer Behandlerin bzw. Ihrem Behandler (Ihrer Ärztin bzw. Ihrem Arzt oder Ihrer Psychotherapeutin bzw. Ihrem Psychotherapeuten), wie diese Ihre Situation einschätzen.

Arbeitsblatt: Woran erkennt man eine Alkoholabhängigkeit **2**

Hier finden Sie die offiziellen Kriterien für eine Alkoholabhängigkeit der Weltgesundheitsorganisation (WHO). Lesen Sie diese in Ruhe durch und diskutieren Sie, welche davon auf Sie selbst zutreffend sind, mit Angehörigen und Ihrer Ärztin bzw. Ihrem Arzt oder Ihrer Psychotherapeutin bzw. Ihrem Psychotherapeuten.

Hauptmerkmale	Abhängigkeitskriterien	Trifft aus meiner Sicht zu	Trifft aus Sicht meiner Umwelt zu
1. Beeinträchtigte Kontrolle	Starker Wunsch oder eine Art Zwang, Alkohol zu konsumieren. *(Hatten Sie zum Beispiel Verlangen nach Alkohol, dem Sie nicht widerstehen konnten?)*	☐	☐
	Eingeschränkte Fähigkeit zur Kontrolle des Konsums bezüglich des Beginns, der Beendigung oder der Menge des Alkoholkonsums. *(Kam es zum Beispiel vor, dass Sie nicht mehr aufhören konnten zu trinken, wenn Sie einmal angefangen hatten?)*	☐	☐
2. Körperliche Veränderung	Entzugserscheinungen nach Beendigung oder Reduzierung des Alkoholkonsums. *(Haben Sie zum Beispiel Zittern, Schlafstörungen, Nervosität oder Unruhe, Schweißausbrüche, Herzrasen, Kopfschmerzen, Krampfanfälle oder Übelkeit erlebt, wenn Sie versuchten, Ihren Alkoholkonsum zu reduzieren oder einzustellen?)*	☐	☐

Arbeitsblatt: Woran erkennt man eine Alkoholabhängigkeit (Forts.) **2**

Hauptmerkmale	Abhängigkeitskriterien	Trifft aus meiner Sicht zu	Trifft aus Sicht meiner Umwelt zu
2. Körperliche Veränderung	Toleranz gegenüber den Wirkungen von Alkohol. *(Waren zum Beispiel zunehmend höhere Trinkmengen erforderlich, um die erwünschte Alkoholwirkung zu erzielen?)*	☐	☐
3. Priorisierung	Zunehmende Priorität des Konsums gegenüber anderen Aktivitäten. *(Haben Sie andere Interessen, Aufgaben oder Personen vernachlässigt, um Alkohol zu beschaffen bzw. trinken zu können?)*	☐	☐
	Fortbestehen des Konsums trotz Schadens oder negativer Folgen. *(Haben Sie zum Beispiel weiter getrunken, obwohl sich Ihre Umwelt ernsthaft besorgt über Ihren Alkoholkonsum gezeigt hat?)*	☐	☐

Auswertung: Wenn mindestens zwei der drei Hauptmerkmale auf Sie zutreffen, dann ist von einer Alkoholabhängigkeit auszugehen. Ein Hauptmerkmal gilt als erfüllt, wenn mindestens eine der beiden Einzelkriterien zutreffend sind.

Arbeitsblatt: Veränderung des Trinkverhaltens 3

Im Folgenden finden Sie eine Liste der typischerweise mit einer Suchtentwicklung einhergehenden allmählichen Veränderungen des Trinkverhaltens. Kreuzen Sie bitte zunächst an, welche dieser Merkmale auf Ihr Trinkverhalten zutreffen und schreiben Sie dann jeweils dahinter, ab welchem Jahr diese Veränderung Ihres Trinkverhaltens erstmals eingetreten ist.

Veränderung des Trinkverhaltens	**Erstmals aufgetreten**
☐ Häufige Räusche	________
☐ Dosissteigerung	________
☐ Toleranzsteigerung	________
☐ Toleranzminderung	________
☐ Alkoholvergiftung	________
☐ Spiegeltrinken	________
☐ Morgendliches Trinken	________
☐ Umsteigen auf harte Alkoholika	________
☐ Heimliches Trinken	________
☐ Trinken in Gesellschaft unter Niveau	________
☐ Erfolglose Abstinenzversuche	________
☐ Einnahme von Medikamenten zur Dämpfung von Entzugserscheinungen	________
☐ Entzugsbehandlungen	________
☐ Entwöhnungsbehandlungen	________
☐ Rückfälle	________

Auswertung: Je länger suchttypische Veränderungen des Trinkverhaltens bei Ihnen bestanden, desto weiter sind Sie in der Entwicklung der Alkoholabhängigkeit fortgeschritten. Um eine einigermaßen verlässliche Einschätzung vornehmen zu können, befragen Sie unbedingt Ihre Familie oder Bezugspersonen, wie diese Ihr Trinkverhalten erlebt haben.

Arbeitsblatt: Wie wirkt die Abhängigkeit auf meine Umwelt?

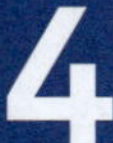

Bitten Sie eine Ihnen nahestehende Person, die folgenden Fragen für Sie anzukreuzen. Versichern Sie dieser Person, dass Sie die ganze Wahrheit wünschen. Welche der folgenden Ereignisse sind in der Vergangenheit im Zusammenhang mit dem Alkoholkonsum aufgetreten?

Ereignisse	Ja	Nein
1. Verwahrung in einer Ausnüchterungszelle	☐	☐
2. Starke Scham- und Peinlichkeitsgefühle wegen des Alkoholkonsums in der Öffentlichkeit	☐	☐
3. Angst vor der bzw. dem Betroffenen unter Alkoholeinfluss	☐	☐
4. Angst Ihrer Kinder vor der bzw. dem Betroffenen unter Alkoholeinfluss	☐	☐
5. Entschuldigen der bzw. des Betroffenen mit einer Ausrede bei der Arbeit wegen eines Katers	☐	☐
6. Körperliche Gewalt der bzw. des Betroffenen Ihnen gegenüber unter Alkoholeinfluss	☐	☐
7. Finanzielle Schwierigkeiten aufgrund des Alkoholkonsums der bzw. des Betroffenen	☐	☐
8. Ärztliche Behandlung von Verletzungen, die durch die Betroffene bzw. den Betroffenen unter Alkoholeinfluss entstanden sind	☐	☐
9. Krankenhausaufenthalt der bzw. des Betroffenen wegen ihres bzw. seines Alkoholkonsums	☐	☐

Arbeitsblatt: Wie wirkt die Abhängigkeit auf meine Umwelt? (Forts.) 4

Ereignisse	Ja	Nein
10. Sorgen über den Alkoholkonsum der bzw. des Betroffenen	☐	☐
11. Psychische Belastung/Probleme durch den Alkoholkonsum der bzw. des Betroffenen	☐	☐
12. Rückzug aus dem Freundes- und Bekanntenkreis aufgrund des Alkoholkonsums der bzw. des Betroffenen	☐	☐
13. Trennungsgedanken bzw. vorübergehende Trennung aufgrund des Alkoholkonsums der bzw. des Betroffenen	☐	☐
14. Körperliche Gewalt der bzw. des Betroffenen unter Alkoholeinfluss gegenüber Ihren Kindern	☐	☐
15. Geldstrafen bzw. Führerscheinentzug der bzw. des Betroffenen wegen Alkohol am Steuer	☐	☐

Arbeitsblatt: Meine persönlichen Gründe, keinen Alkohol mehr zu trinken

Um erfolgreich vom Alkohol loszukommen, hat es sich als wichtig erwiesen, dass man sich über die persönlichen Gründe hierfür im Klaren ist. Schließlich wird ein solcher Schritt auch eine Reihe von Opfern oder Belastungen mit sich bringen.

Schreiben Sie daher zunächst bitte auf, wegen welcher stichhaltigen Gründe Sie künftig auf Alkohol verzichten möchten. Tragen Sie dann bitte ein, welche zumindest vorübergehenden Belastungen, Opfer oder Nachteile Sie hierfür bereit sind, in Kauf zu nehmen.

Meine persönlichen Gründe, künftig auf Alkohol zu verzichten:	**Belastungen, Opfer oder Nachteile, die ich bereit bin, hierfür in Kauf zu nehmen:**
____________________	____________________
____________________	____________________
____________________	____________________
____________________	____________________
____________________	____________________
____________________	____________________
____________________	____________________
____________________	____________________
____________________	____________________
____________________	____________________
____________________	____________________

Arbeitsblatt: Meine Rückfallrisikosituationen

Um gezielt gegen eine Alkoholabhängigkeit vorzugehen, reicht es leider nicht, sich nur einfach fest vorzunehmen, in Zukunft nichts mehr zu trinken. Entscheidend ist vielmehr, die persönlich relevanten Rückfallrisikosituationen zu kennen und sich hierauf gezielt vorzubereiten.

Kreuzen Sie daher jetzt bitte bei jeder der folgenden Trinksituationen zunächst an, wie häufig Sie in diesen Situationen in der letzten Zeit Alkohol zu sich genommen haben. Kreuzen Sie dann bitte bei jeder der genannten Situationen an, wie zuversichtlich Sie sind, künftig dem Verlangen nach Alkohol widerstehen zu können.

	Im letzten Jahr trank ich Alkohol …				Ich könnte dem Verlangen nach Alkohol widerstehen, …					
					gar nicht sicher → ganz sicher					
	nie	selten	oft	fast immer	0 %	20 %	40 %	60 %	80 %	100 %
Konflikte	☐	☐	☐	☐	☐	☐	☐	☐	☐	☐
Unangenehme Gefühle	☐	☐	☐	☐	☐	☐	☐	☐	☐	☐
Soziale Verführung	☐	☐	☐	☐	☐	☐	☐	☐	☐	☐
Geselligkeit	☐	☐	☐	☐	☐	☐	☐	☐	☐	☐

Arbeitsblatt: Meine Rückfallrisikosituationen (Forts.)

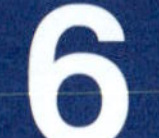

	Im letzten Jahr trank ich Alkohol …				Ich könnte dem Verlangen nach Alkohol widerstehen, …					
					gar nicht sicher → ganz sicher					
	nie	selten	oft	fast immer	0 %	20 %	40 %	60 %	80 %	100 %
Angenehme Gefühle	☐	☐	☐	☐	☐	☐	☐	☐	☐	☐
Körperliche Beschwerden	☐	☐	☐	☐	☐	☐	☐	☐	☐	☐
Versuch, kontrolliert zu trinken	☐	☐	☐	☐	☐	☐	☐	☐	☐	☐
Plötzliches Verlangen	☐	☐	☐	☐	☐	☐	☐	☐	☐	☐

Auswertung: Die Situationen, in denen Sie in der Vergangenheit am häufigsten getrunken haben und in denen Sie die geringste Zuversicht haben, künftig auf Alkohol verzichten zu können, stellen Ihre Hauptrisikosituationen dar. Vergleichen Sie Ihre eigene Einschätzung bitte mit der Meinung Ihrer Umwelt (Ihrer Behandlerin bzw. Ihrem Behandler sowie Ihrer Bezugspersonen). Wo sehen diese Ihre Hauptrisikosituationen?

Arbeitsblatt: Mein Behandlungsplan **7**

Die Chancen, ein Alkoholproblem erfolgreich zu überwinden, sind umso größer, je systematischer aufeinander abgestimmt die einzelnen Schritte eines Behandlungsplans sind. Tragen Sie daher jetzt auf der Zeitachse von heute beginnend ein, welche ärztliche bzw. therapeutische Unterstützung Sie innerhalb des nächsten Jahres in Anspruch nehmen wollen. Besprechen Sie sich im Anschluss bitte mit Ihrer Ärztin bzw. Ihrem Arzt oder Ihrer Psychotherapeutin bzw. Ihrem Psychotherapeuten und Ihren wichtigsten Bezugspersonen. Welche Schritte empfehlen sie, wo können und wollen diese Sie unterstützen?

heute

Entzugsbehandlung

wo: ____________________

von: ____________

bis: ____________

Unterstützung durch Bezugspersonen:

____

____

Entwöhnungsbehandlung

wo: ____________________

von: ____________

bis: ____________

Unterstützung durch Bezugspersonen:

____

____

Nachsorge

wo: ____________________

von: ____________

bis: ____________

Unterstützung durch Bezugspersonen:

____

____

heute in einem Jahr

Arbeitsblatt: Ambulante oder stationäre Suchtbehandlung? 8

Bei der Entscheidung, ob in Ihrem Fall eher eine ambulante oder stationäre Suchtbehandlung zu empfehlen ist, können folgende Gesichtspunkte eine Rolle spielen:

1. Geschätzte Dauer der Abhängigkeit in Jahren?	
2. Anzahl der bisher durchgeführten stationären Entzugsbehandlungen?	
3. Anzahl der bisher durchgeführten ambulanten Entzugsbehandlungen mit medikamentöser Unterstützung?	
4. Verlangen während der Entzugsphase? *(Nein = 0, Ja = 1)*	
5. Anzahl der bisher durchgeführten ambulanten Entwöhnungsbehandlungen?	
6. Anzahl der bisher durchgeführten stationären Entwöhnungsbehandlungen?	
7. Anzahl der Therapieabbrüche?	
8. Anzahl der Rückfälle während einer Therapie?	
9. Alkoholbedingte Leberschädigung? *(Nein = 0, Ja = 1)*	
10. Sonstige körperliche Alkoholfolgeschäden? *(Nein = 0, Ja = 1)*	
11. Neurologische Alkoholfolgeschäden? *(Nein = 0, Ja = 1)*	

Arbeitsblatt: Ambulante oder stationäre Suchtbehandlung? (Forts.)

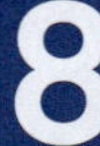

12. Psychische Folgeerscheinungen (z. B. Delirium)? *(Nein = 0, Ja = 1)*	
13. Arbeitslosigkeit? *(Nein = 0, Ja = 1)*	
14. Wohnungslosigkeit? *(Nein = 0, Ja = 1)*	
15. Alleinstehend? *(Nein = 0, Ja = 1)*	
16. Alter unter 40 Jahre? *(Nein = 0, Ja = 1)*	
17. Behandlungsbedürftige psychische Störung? *(Nein = 0, Ja = 1)*	
18. Zusätzlicher Missbrauch von Drogen bzw. Medikamenten? *(Nein = 0, Ja = 1)*	
19. Noch uneindeutige Abstinenzmotivation? *(Nein = 0, Ja = 1)*	
20. Leben in konsumverleitendem sozialen Umfeld? *(Nein = 0, Ja = 1)*	
Gesamtwert	

Auswertung: Zählen Sie die eingetragenen Werte zusammen. Je höher der von Ihnen erreichte Gesamtwert ist, desto eher empfiehlt sich eine stationäre Behandlung.

Arbeitsblatt: Mein künftiger Umgang mit Risikosituationen

Wenn Sie bis zu dieser Seite vorgedrungen sind, dann werden Sie schon eine genauere Vorstellung von Ihren persönlichen Rückfallrisikosituationen haben. Jetzt geht es darum, zu entscheiden, welche Sie hiervon künftig schlicht vermeiden wollen und welche Sie künftig auch ohne Alkohol bewältigen wollen oder müssen.

Tragen Sie daher bitte zunächst Ihre persönlich relevanten Risikosituationen ein und kreuzen Sie dann an, ob Sie diese Situation künftig vermeiden oder abstinent bewältigen wollen. Diskutieren Sie dann Ihre Meinung bitte mit Ihrer Behandlerin bzw. Ihrem Behandler und/oder Ihren Bezugspersonen.

Meine persönlich relevanten Risikosituation	Will ich künftig vermeiden	Will ich künftig abstinent bewältigen
	☐	☐
	☐	☐
	☐	☐
	☐	☐
	☐	☐
	☐	☐
	☐	☐
	☐	☐
	☐	☐
	☐	☐
	☐	☐